AF454929

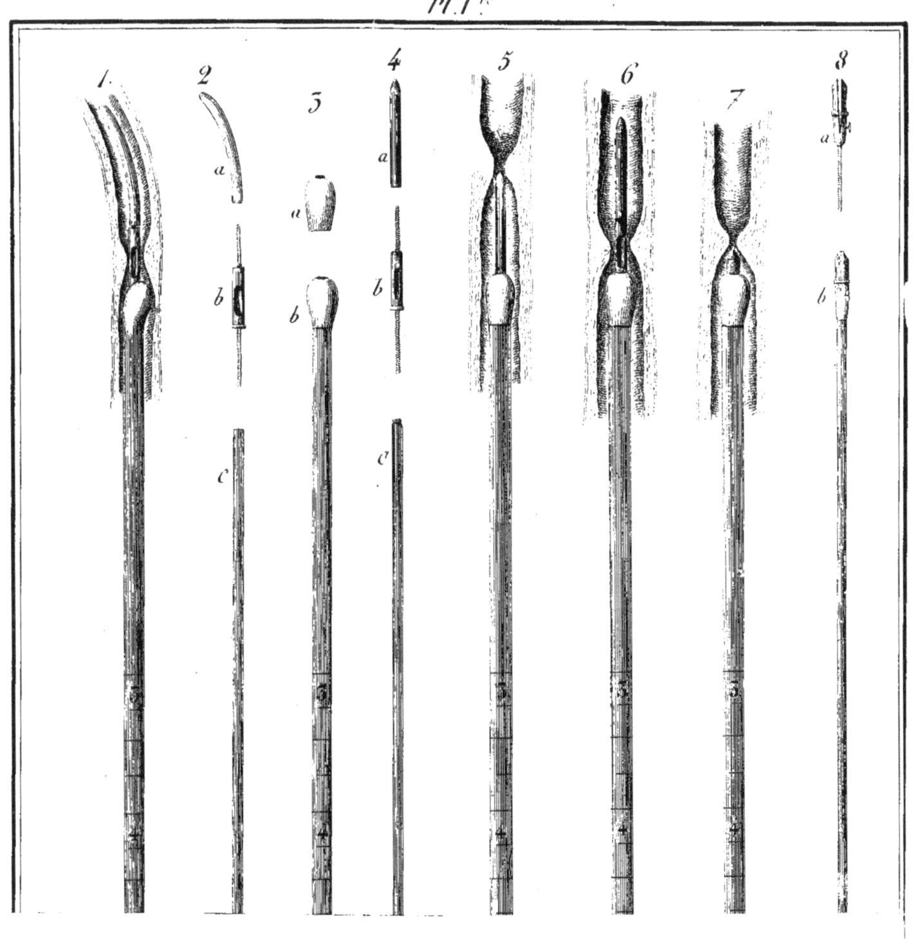
Pl. I.re
1
2
3
4
5
6
7
8
a
b
c
3
4

EXPLICATION DES PLANCHES.

PLANCHE 1.

Elle représente les divers instrumens dont je me sers pour appliquer le caustique dans l'urètre.

FIGURE 1. Coupe d'une portion de l'urètre avec un rétrécissement dans lequel on a introduit le porte-caustique. Le conducteur, sans douille métallique, présente une proéminence qui est souvent utile lorsque l'obstacle se trouve à la portion bulbaire de ce canal.

FIG. 2. Les trois pièces qui forment le porte-caustique : *a*, la partie qui doit traverser l'obstacle avant que le nitrate d'argent sorte du conducteur; *b*. le porte-caustique; *c*, la bougie à l'extrémité de laquelle il est fixé. Ces trois pièces sont réunies par deux longs pas de vis.

FIG. 3. Un conducteur avec sa douille, représentée seule *a*, et fixée sur la canule flexible *b*.

FIG. 4. Bougie porte-caustique; *a*, *b*, *c*, sont les trois parties qui la composent : elles sont réunies par deux pas de vis.

FIG. 5. Coupe de l'urètre avec un rétrécissement dans lequel on cherche à faire pénétrer la bougie porte-caustique.

Pl. 1re

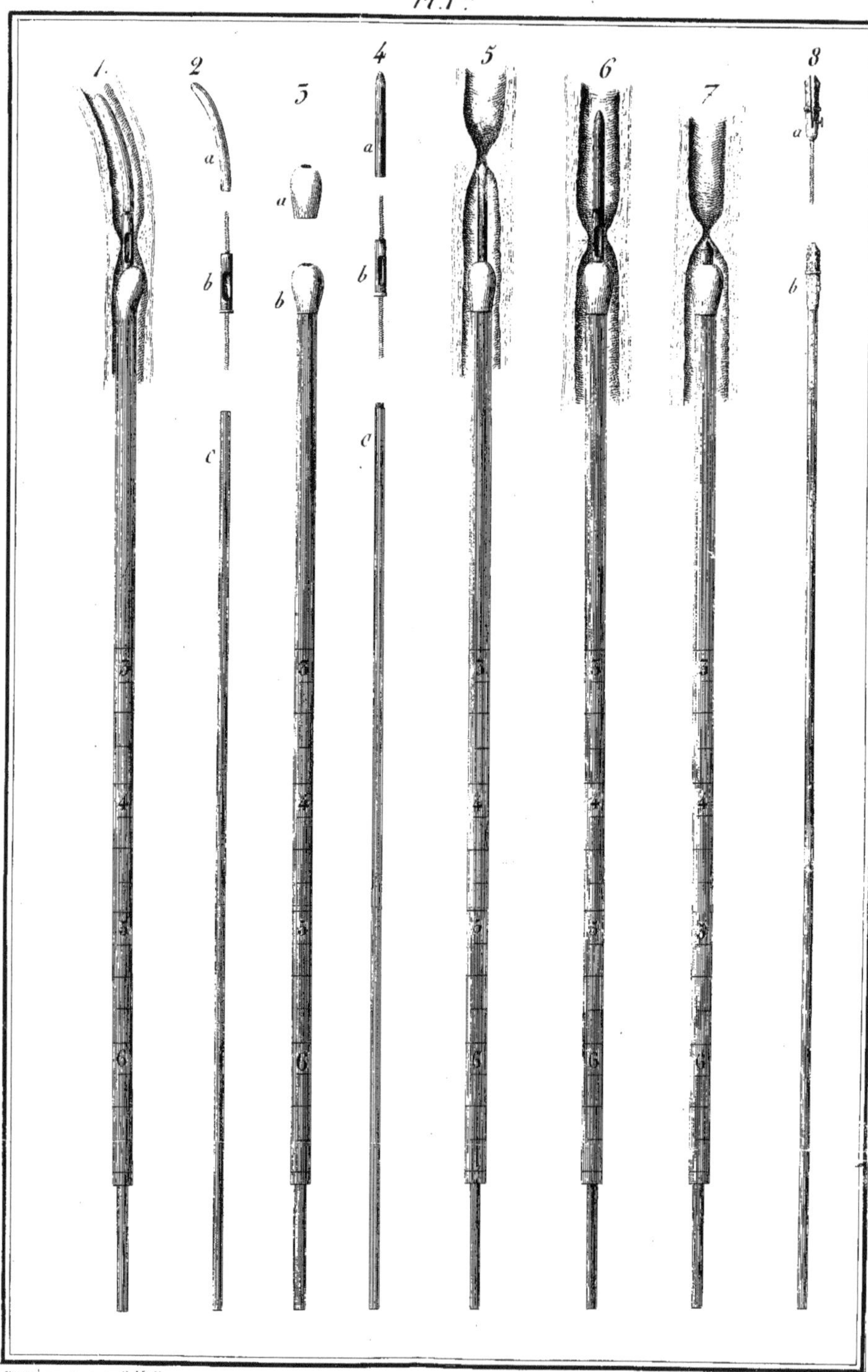

Dessiné sur pierre par G. Muller. Lith. de Engelmann.

Fig. 6. La même coupe : on voit l'obstacle traversé par l'extrémité de la bougie et le caustique appliqué dans le point rétréci.

Fig. 7. Autre coupe de l'urètre, avec un rétrécissement dans lequel il est impossible d'introduire l'algalie. Ici, le nitrate d'argent agit d'avant en arrière, au moyen d'un porte-caustique représenté *a*; la fig. 8 fait voir le même porte-caustique fixé à l'extrémité d'une bougie *b*.

Les chiffres tracés sur les conducteurs font connaître la longueur de ces instrumens et l'espace qu'ils parcourent dans l'urètre avant d'arriver au rétrécissement.

Les petits bourrelets, représentés sur les porte-caustique, empêchent ceux-ci de sortir de la douille des conducteurs.

PLANCHE II.

Elle contient les instrumens dont je me sers dans le plus grand nombre des cas pour le broiement et l'extraction des calculs vésicaux. La forme de la planche n'a pas permis de représenter, dans toute sa longueur, l'instrument qui est monté sur le tour; l'intervalle qui sépare les deux moitiés équivaut à deux pouces.

Figure 1. Pince à gaîne, à deux branches et à stylet boutonné, avec bourrelet de force pour le pas de vis *a* et deux espèces de boutons ou rondelles montées à vis et servant de poignée, *b b*.

Fig. 2. Tube extérieur ou gaine de cette pince dessinée au trait.

Fig. 3, 4, 5. Deux boutons et vis de pression.

Fig. 6 et 7. Pinces à deux branches, droites, dans l'une, et courbes, dans l'autre.

Fig. 8 et 9. Deux stylets boutonnés, l'un droit et l'autre courbe.

Fig. 10 et 11. Fragmens de cette pince fermée.

Fig. 12. Instrument à trois branches écartées, le lithotriteur au milieu; dans l'intersection *a* qui le divise en deux parties suivant sa longueur, on voit de chaque côté, et de dehors en dedans, le tube extérieur, la pince et le lithotriteur; à l'extrémité, fixée dans la contre-poupée du tour, au moyen de ses languettes latérales, se trouvent la vis de pression *b*, les deux boutons montés à vis, servant de poignée *c c*, et les deux boîtes à cuir *d*;

Pl. II.

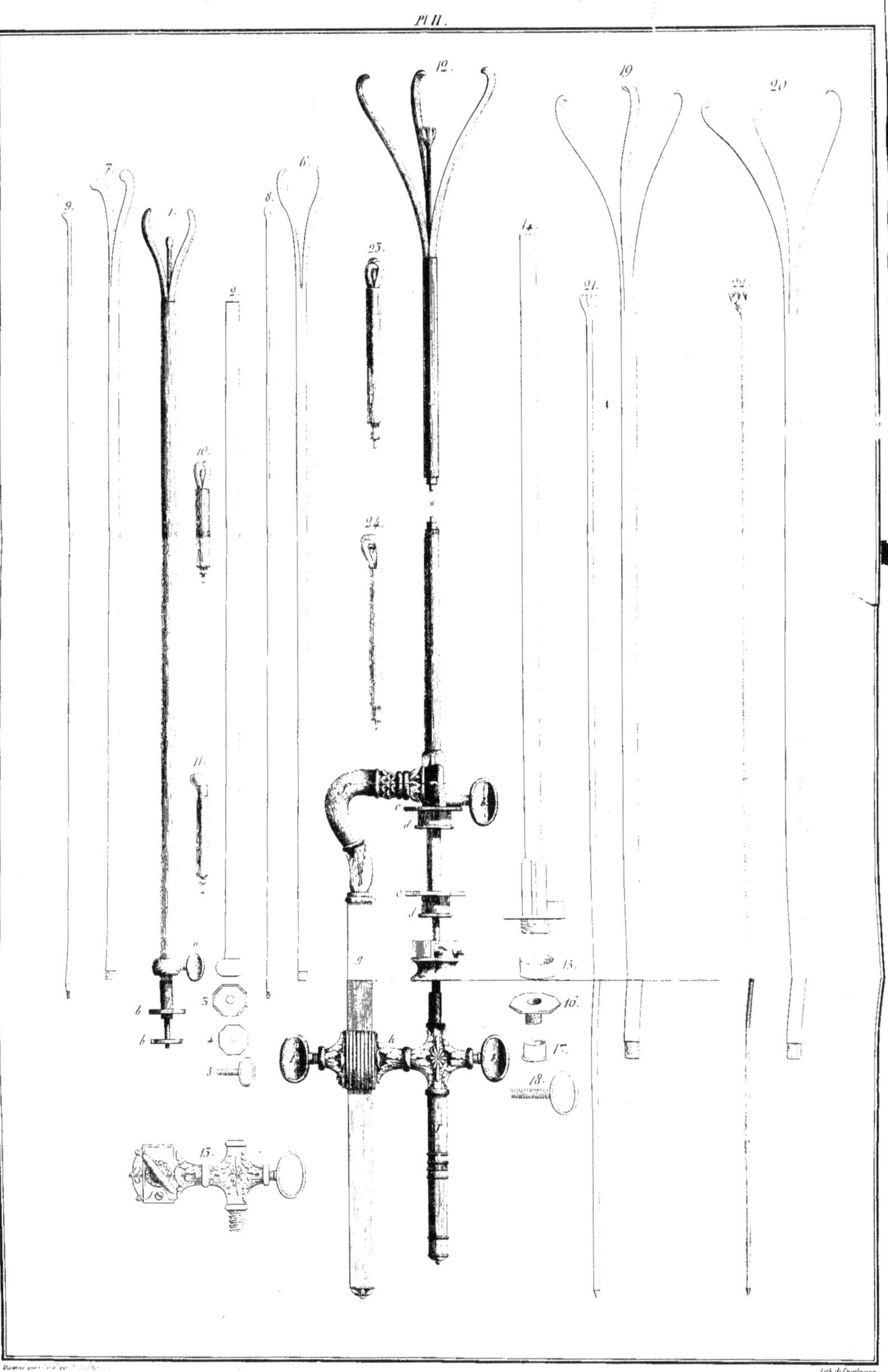

Lith. de Engelmann

le cuivrot *e*; un tour en l'air complète cet appareil : il présente une partie coudée *f*, servant de support à la contre-poupée : une tige carrée d'environ six pouces de longueur *g* glissant dans la poupée *h* qui est garnie de deux lardons, de deux vis de pression *i*. *i*, et d'une boîte à pompe *j*. Celle-ci est formée par un ressort en spirale dont l'action pousse la broche *k* sur la tige du lithotriteur.

Fig. 13. Poupée dessinée au trait ; la vis de pression destinée à fixer la poupée sur la tige carrée du tour est sur le côté au lieu d'être en-dessous.

Fig. 14. Tube extérieur servant de gaîne, avec son bouton et un prolongement taraudé pour fixer la boîte à cuir.

Fig. 15. Boîte à cuir.

Fig. 16. Bouton à vis du tube intérieur ou de la pince.

Fig. 17. Boîte à cuir de cette pince.

Fig. 18. Vis de pression du tube extérieur.

Fig. 19. Pince droite, à trois branches écartées.

Fig. 20. Pince courbe, à trois branches écartées.

Fig. 21. Lithotriteur droit.

Fig. 22. Lithotriteur légèrement courbé.

Fig. 23 et 24. Pinces droites et courbes rentrant dans le tube extérieur.

PLANCHE III.

Elle offre quelques modifications de mon appareil instrumental pour des cas particuliers.

Fig. 1. Instrument à trois branches dont une mobile. L'aspect du dessin indique suffisamment le mécanisme par lequel on fait avancer ou reculer la branche mobile selon le mouvement de rotation de droite ou de gauche, que l'on imprime au moyen du pignon et du bouton placé sur son arbre.

Fig. 2. Pince dessinée au trait et la branche mobile séparée des autres.

Fig. 3. Lithotriteur.

Fig. 4. Instrument fig. 1, vu de côté, et la pince étant presque fermée.

Fig. 5. Instrument à quatre branches et lithotriteur ouvert.

Fig. 6. Pince à quatre branches formée de deux pièces que le bouton et la gaine maintiennent rapprochées et immobiles.

Fig. 7 et 8. Lithotriteurs ouverts par deux mécanismes, l'un formant coin, et l'autre T mobile. L'écartement des branches de ces lithotriteurs est réglé par une vis de rappel représentée fig. 9.

Fig. 9. Vis de rappel avec vis d'arrêt.

Fig. 10 et 11. Mêmes lithotriteurs fermés.

Pl. III.

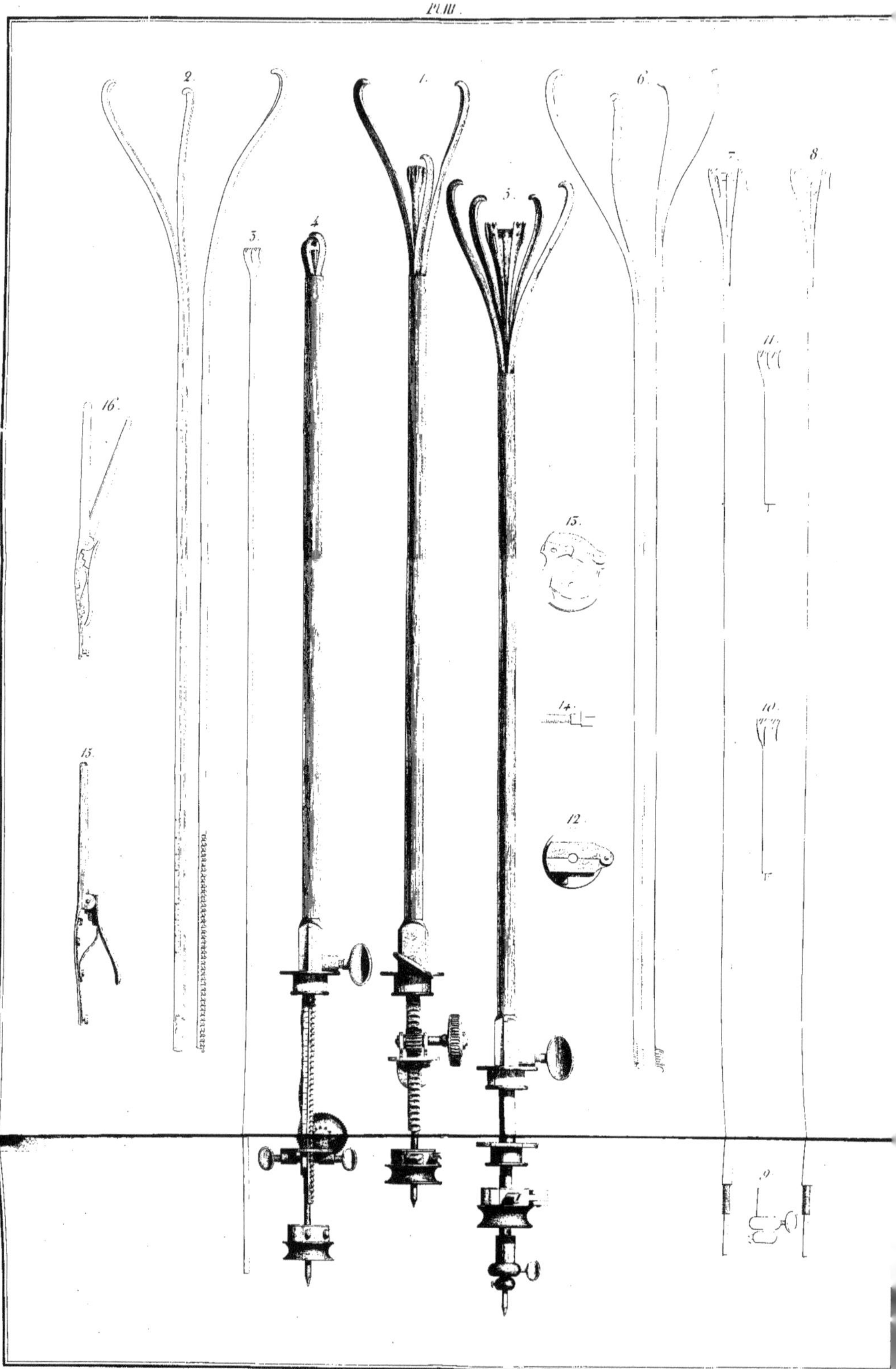

2. 1. 6.

7. 8.

5.

3. 4.

11.

16.

13.

14.

10.

15.

12.

9.

Dessiné sur pierre par G. Muller

Lith. de Engelmann

Fig. 12. Poulie ou cuivrot, ouvrant à charnière et à vis.

Fig. 13 et 14. Même poulie démontée.

Les cuivrots fixés sur les lithotriteurs des instrumens 1 et 4, sont à vis seulement.

Fig. 15. Urétrotome pour le débridement du méat urinaire.

Fig. 16. Le même ouvert.

PLANCHE IV.

Elle représente un malade au moment de l'opération; la paroi antérieure de l'abdomen et la vessie étant supposées transparentes, on voit l'instrument introduit dans la vessie; la pierre, embrassée par la pince, et attaquée par le lithotriteur; l'appareil entier est fixé et maintenu par la main gauche du chirurgien, placée à la réunion du tour avec l'instrument, et par les deux mains de l'aide placées sur la tige carrée du tour : la main droite du chirurgien tient l'archet.

Le sacrum du malade est élevé par un coussin; ses jambes sont légèrement fléchies, sa tête un peu élevée, et ses bras dans leur position ordinaire.

On a figuré ici le lit sur lequel je fais les opérations chez moi : on peut se servir d'un lit ordinaire.

Pl. IV.

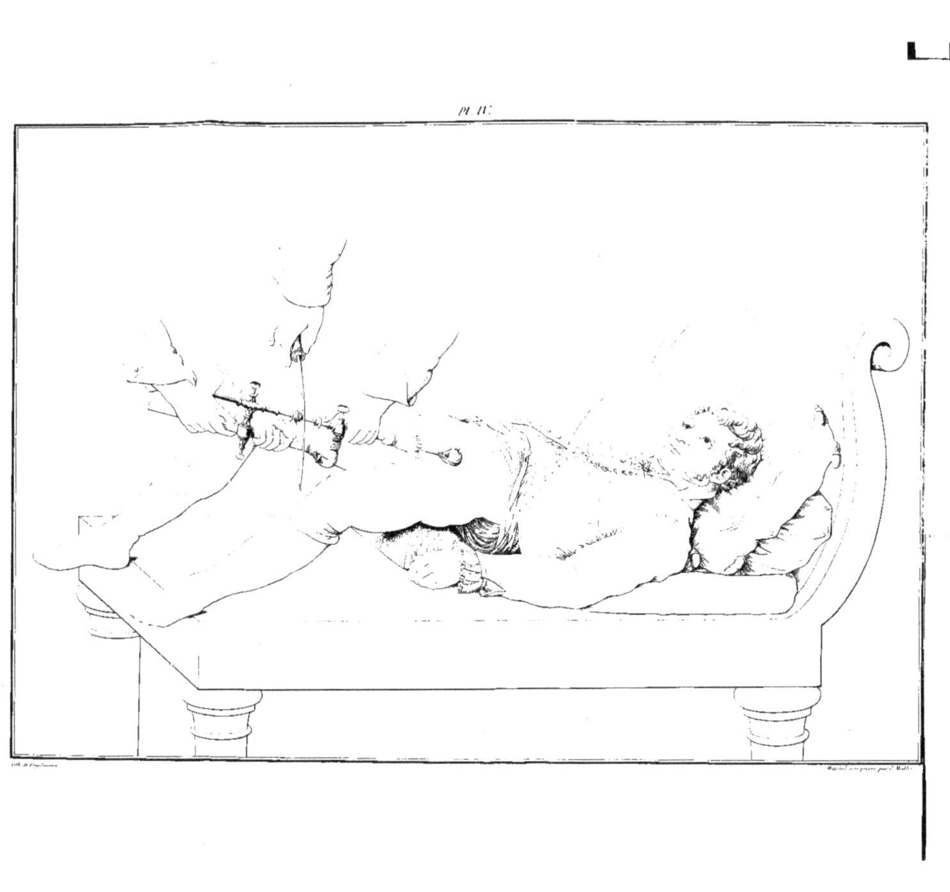

Lith. de Eng. Arnaud

PLANCHE V.

Elle représente un instrument propre à broyer ou à diviser les grosses pierres lorsqu'on ne peut les extraire après l'opération de la taille.

Figures 1 et 2. Pour comprendre la description de cet instrument, il est essentiel de savoir que le double collier est adhérent au tube extérieur et fait corps avec lui. Il sert de point d'appui au double pignon dont l'arbre se termine à l'extérieur par une manivelle. Un encliquetage s'oppose au mouvement rétrograde de la crémaillère.

Une rondelle à vis, fixée à la pince, unit les deux crémaillères au moyen de deux écrous.

Un support coudé *a*, formé de 3 pièces représentées fig. 6, 7 et 8, est arrêté, d'un côté, dans le double collier par une vis de pression *b*, et porte, de l'autre côté, une pompe de pression *c* dont l'action produite par un long ressort en spirale, est réglée par une autre vis de pression *d* placée sur la broche *e*.

Un cuivrot, à quatre vis *f*, est placé sur la tige du lithotriteur, à six lignes de l'écrou de rappel avec vis de pression *g*. La fig. 2 représente le même instrument vu de face.

Fig. 3. Pince à trois branches représentée hors de son tube.

Fig. 4. Lithotriteur à tête mobile, s'ouvrant au moyen de trois leviers fixés sur la tige, chacun par une double

Pl. V.

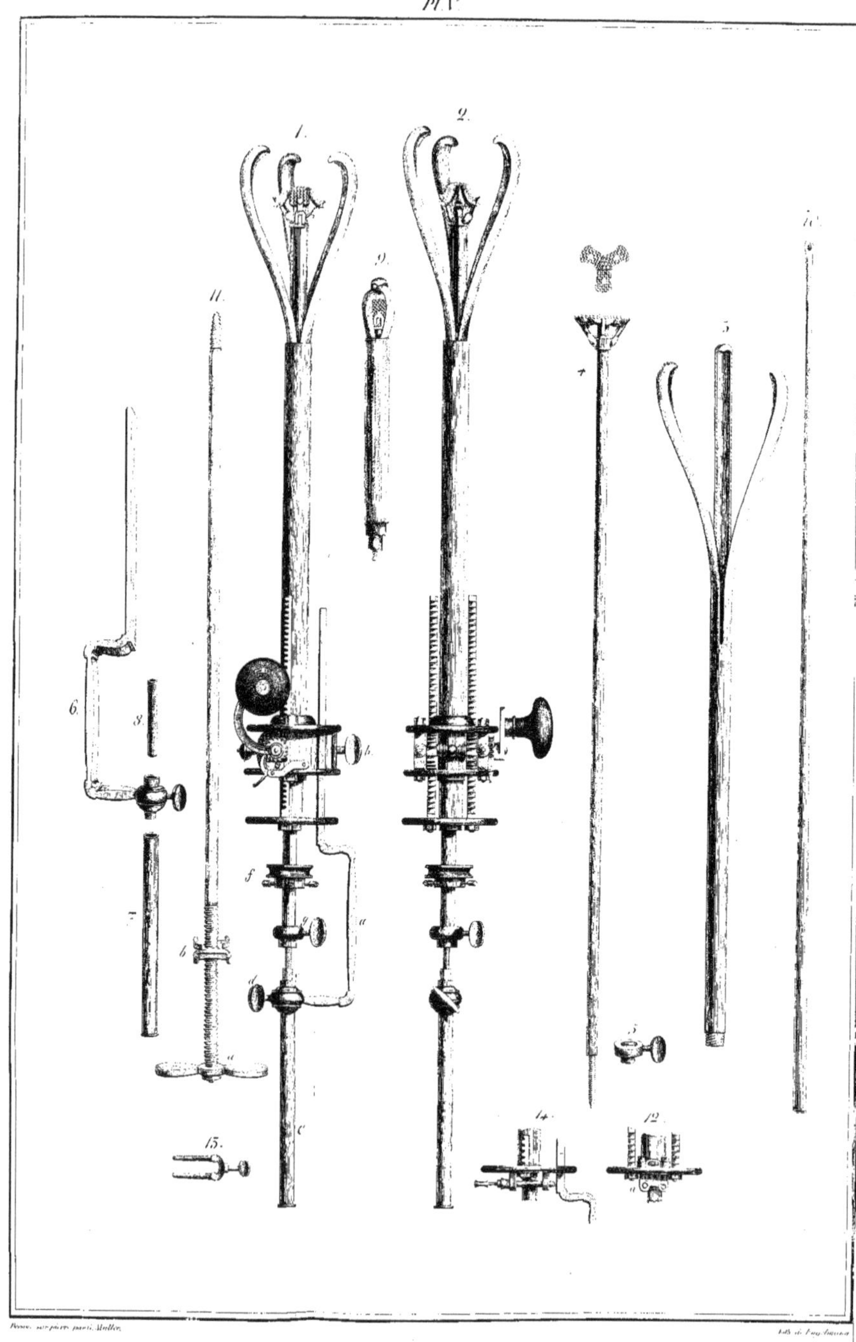

charnière; on les fait agir, et l'on augmente ou l'on diminue la surface de ce lithotriteur, au moyen d'un écrou de rappel garni d'une vis de pression, et représenté figure 5.

Fig. 9. Pince presque fermée dans sa gaine, laissant voir le lithotriteur entre deux de ses branches. La coupe de ce fragment offre successivement le tube extérieur, la pince et les deux tubes qui forment la tige du lithotriteur.

Fig. 10. Perforateur pour percer les pierres dures avant d'employer la vis conique.

Fig. 11. Vis conique, avec poignée *a* et écrou de repos *b*.

Fig. 12. Fragment de l'instrument fig. 2, sur lequel est attachée la pièce *a* qui reçoit la double clavette que l'on voit fig. 13.

Fig. 13. Clavette double destinée à fixer l'écrou de repos de la vis conique.

Fig. 14. Le même fragment, vu de côté.

www.ingramcontent.com/pod-product-compliance
Ingram Content Group UK Ltd.
Pitfield, Milton Keynes, MK11 3LW, UK
UKHW021041260726
13994UKWH00005B/2289